Inverser le Diabète

Guide d'alimentation naturelle pour les débutants: Guérir, réduire et contrôler votre taux de sucre dans le sang sans médicament (Livre en Français / Reverse Diabetes French Book)

Par Louise Jiannes

Pour lire d'autres livres intéressants, visitez :

HMWPublishing.com

Télécharger un autre livre gratuitement

Je tiens à vous remercier d'avoir acheté ce livre et vous offre un autre livre (tout aussi long et utile que ce livre), «santé et remise en forme : les erreurs que vous faites sans la savoir», totalement gratuit.

Visitez le lien ci-dessous pour vous inscrire et le recevoir: **www.hmwpublishing.com/gift**

Dans ce livre, je corrigerai les erreurs de santé et de remise en forme les plus courantes, que vous commettez probablement en ce moment, et je vais vous révéler comment vous pouvez facilement obtenir dans la meilleure forme de votre vie!

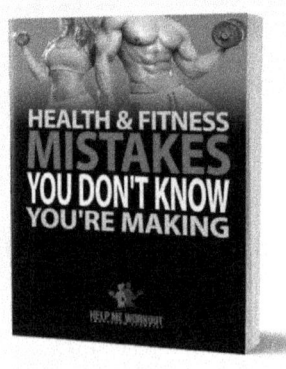

En plus de ce cadeau précieux, vous aurez aussi l'occasion d'obtenir nos nouveaux livres gratuitement, de recevoir des cadeaux, et de recevoir d'autres e-mails intéressants de ma part. Encore une fois, visitez le lien pour vous inscrire : www.hmwpublishing.com/gift

Table des matières

Introduction 7

Chapitre 1 - Pourquoi les diabétiques peinent à perdre du poids 11

    Mauvaise alimentation...12

    Antioxydants..13

    Insuline 16

    Graisse du ventre 19

    Foie gras 22

    Parasites...24

    Comment battre ces puissants mécanismes ? 27

    Gestion de la glycémie 29

    Jeûne 32

    Activités physiques...34

Chapitre 2 - Le défi de la perte de poids diabétique : Où commencer? 39

    Pourquoi devez-vous gagner du poids ?.................40

    Différents points de vue..43

Chapitre 3 - Comment éviter la résistance à l'insuline et gérer le diabète naturellement 46

    Les symptômes et les conditions de résistance à l'insuline .47

    Les causes du diabète et de la résistance à l'insuline...........49

    L'alimentation et la nutrition pour le diabète / résistance à l'insuline de type II 50

    Nutriments supplémentaires pour la résistance à l'insuline.51

Suppléments botaniques 52

Protocole de style de vie 53

Protocole d'exercice 54

Chapitre 4 – Guide de régime pour la résistance à l'insuline 56

Définition du diabète de type II et des faits 56

Qu'est-ce que le diabète de type II ? 59

Quels types d'aliments sont recommandés pour un diabète de type II ? 61

Quels types de glucides sont recommandés ? 63

Légumes féculents et céréales 65

Légumes non féculents 67

Quels types de matières grasses sont recommandés ? 69

Quels types de protéines sont recommandées ? 70

Quels types de plans de repas ou de régime alimentaire sont recommandés pour les personnes atteintes de diabète de type II ? 72

Les régimes végétariens ou végétaliens 73

Régime alimentaire pour le diabète de l'American Diabetes Association (ADA) 74

Régime Paléo 75

Régime méditerranéen 77

5 superaliments pour le diabète à manger 78

Les aliments à éviter dans le plan repas pour diabète de type II 83

Le diabète de type II et l'alcool 85

Des choix plus sains lorsque vous mangez 87

Les complications du diabète de type II 88
Conclusion 90
Mots de la fin 91
A propos du co-auteur 93

Introduction

Je tiens à vous remercier et à vous féliciter pour le téléchargement du livre « *inverser le diabète* ». Le diabète est parmi les maladies les plus courantes des temps modernes. Les gens à travers le monde souffrent de cette maladie et ils subissent un traitement. En fait, il est devenu une maladie de mode de vie, et la plupart du temps, il est maladie héréditaire ou chronique. Pour cette raison, cette maladie est devenue inévitable chaque jour, et est hors de contrôle. Ceux qui souffrent de diabète, soit perdent trop de poids, soit souffrent d'un excès de poids. Dans cette optique, les personnes souffrant de problèmes de surpoids doivent le plus souvent suivre un régime afin de conserver une bonne santé et contrôler la maladie.

Perdre du poids et suivre un régime sont une des clés primaires pour être en bonne santé. Avoir le bon régime signifie développer une meilleure santé. Pour être en mesure de perdre du poids et de conserver un physique équilibré, les patients doivent prendre des mesures importantes particulières. Cela comprend une bonne alimentation, des exercices physiques et un mode de vie général équilibré. Lorsque votre poids est relativement plus faible, vous serez en meilleure santé et aurez un meilleur cœur aussi. Ainsi, avoir le bon poids est essentiel pour une personne diabétique. Tout d'abord, la préparation mentale est très importante au moment de choisir le bon régime et de s'engager dans l'élaboration d'une meilleure santé.

Il est important d'avoir une compréhension du diabète, de l'importance de perdre du poids, et du comment le faire. Toutes les réponses se trouvent dans ce livre. Merci encore d'avoir acheté ce livre, je l'espère vous plaira.!

Aussi, avant de commencer, je vous recommande <u>vous abonner à notre bulletin électronique</u> pour recevoir des mises à jour sur les nouvelles versions de livres ou les promotions à venir. Vous pouvez vous inscrire gratuitement, et en prime, vous recevrez un cadeau gratuit. Notre livre « Santé et remise en forme : les erreurs que vous faites sans le savoir » ! Ce livre a été écrit pour démystifier, exposer les meilleurs « à faire » et « à ne pas faire » et enfin vous fournir les informations dont vous avez besoin pour obtenir la meilleure forme de votre vie. En raison de la quantité énorme de désinformation et mensonges proférés par les magazines et les « gourous » autoproclamés, il devient de plus en plus difficile d'obtenir des informations fiables pour obtenir en forme. Plutôt que d'avoir à passer par des dizaines de sources biaisées, peu sûres et non fiables pour obtenir vos informations de santé et de remise en forme.

Encore une fois, pour vous abonner à notre bulletin électronique gratuit et recevoir une copie gratuite de ce livre précieux, s'il vous plaît visitez maintenant le lien et inscrivez-vous : **www.hmwpublishing.com/gift**

Chapitre 1 - Pourquoi les diabétiques peinent à perdre du poids

La perte de poids est l'un des problèmes les plus compliqués auxquels sont confrontées les personnes atteintes de diabète. Certains médecins insistent sur le fait qu'il suffit seulement de consommer moins de sucre et moins de calories au lieu de les brûler. Cependant, la plupart des patients diabétiques demandent qu'il soit plus personnel, pour la raison que, quand ils font la même chose et mangent la même nourriture que celle des personnes non diabétiques, ils ne réussissent pas, alors que leurs amis qui n'ont pas le diabète ont perdu livre après livre. Ça ne fonctionne pas de suivre les régimes à la mode et de prendre des produits de régime, et même l'exercice ne suffit pas. Les personnes diabétiques sont en réelle difficulté - il y a plus que juste couper les calories.

Mauvaise alimentation

La cause du diabète réside dans la consommation d'aliments malsains, et la clé de la reprise du contrôle passe par une bonne nutrition. Cependant, c'est le mauvais régime qui a mis en place les nombreuses conditions actuelles qui devrait être compris, pour être en mesure de gagner la guerre de la perte de poids. Plusieurs événements liés entre eux apportent une contribution importante à la dure perte de poids pour le diabète. Tout d'abord, il est essentiel de voir où le problème prend son origine. Vous pouvez ensuite étudier quand et comment l'information peut conduire à inverser le problème.

Parce qu'elle contient des sucreries, des matières grasses, les aliments préparés, les produits laitiers et les aliments à index glycémique élevé – des années de mauvaise alimentation peuvent provoquer une inflammation. Une explication détaillée et complète de la façon dont l'inflammation provoque le diabète se trouve dans ce chapitre. Certaines des raisons du diabète sont dues aux limitations de l'espace et simplification grossière. Les substances pro-inflammatoires ou pro-oxydants sont utilisés couramment par l'organisme pour lutter contre l'infection et la maladie grâce à notre système immunitaire. Ils ont de nombreux rôles importants à jouer dans le corps, y compris la respiration et la digestion.

Antioxydants

Le plus souvent, les antioxydants sont utilisés par notre corps pour contrôler ces processus. Néanmoins, des années de mauvaise alimentation peuvent provoquer la perte, pour le système immunitaire, de la capacité de s'arrêter, ce qui est caractéristique d'un faible niveau d'antioxydants. Le système immunitaire commence alors à attaquer les cellules saines ce qui produit de graves dommages. Dans le diabète de type II, les cellules productrices d'insuline ou les cellules bêta sont détruites. Ici, de nombreuses cellules sont endommagées, car cela met en place une condition appelée résistance à l'insuline, ce qui se produit lorsque les cellules du corps ne sont pas en mesure de communiquer de façon appropriée, lors de l'utilisation de l'insuline pour brûler et absorber le glucose.

Quand votre corps digère la nourriture, plus particulièrement les hydrates de carbone, il sera converti en glucose, qui est distribué sur tout le corps dans le sang du foie. C'est le foie qui généralement contrôle les niveaux de graisse. Quand il y a des niveaux très élevés de sucre dans le sang, en raison de l'alimentation, le foie alors ne sera pas en mesure de tout traiter. Il va ensuite commencer à remplir les cellules avec des pochons de glucose converti pour le stockage appelés triglycérides, en plaçant l'excédent dans la graisse du ventre.

Les organes vitaux, le cerveau et le tissu musculaire se fient au glucose, qui fournit de l'énergie pour fonctionner. Étant donné que ces organes utilisent le glucose, le foie en placera plus dans le sang pour le remplacer. Dans un monde parfait, les tissus et les organes utilisent de manière efficace, et en proportion de la quantité que les aliments produits. La résistance à l'insuline diminue la quantité de glucose qui est stockée et absorbée par les tissus musculaires et des organes. En plus de cela, il y a le fait que la plupart des personnes atteintes de diabète mènent un mode de vie sédentaire, ce qui signifie qu'ils font des quantités minimes d'exercice et il en résulte qu'ils ont moins de glucose à brûler.

Lorsque le diabète de type II altère le corps, les cellules n'utilisent pas autant de glucose. Le corps sentira que les niveaux de glucose s'accumulent dans le sang, il donne donc instruction au pancréas de libérer plus d'insuline. Maintenant, le corps a des niveaux élevés de glucose et des niveaux élevés d'insuline dans le sang. L'insuline est une hormone qui a de nombreuses fonctions à effectuer, en plus de permettre aux cellules d'absorber le glucose. Il tente également d'éliminer vigoureusement l'excès de glucose de votre sang, et il le stocke sous forme de graisse. Dès qu'il est stocké, l'insuline bloquera le processus de diminuer cette graisse en la retirant du stockage.

Insuline

La présence de niveaux élevés d'insuline dans le sang provoque la rétention d'eau inutile dans le corps - un facteur de gain de poids. C'est l'aspect central du combat contre l'obésité diabétique, d'où la régulation de l'insuline est d'une grande importance. De plus, l'insuline agit sur le cerveau, provocant des envies qui mènent à manger plus, et sur la fabrication de plus de gras par le foie. Les fonctions du foie pour éliminer l'insuline de la circulation sanguine. Néanmoins, l'insuline est la cause de graisses déposées dans le foie, ce qui empêche le foie d'éliminer l'insuline dans le sang. Ceux qui ont des graisses dans le ventre ont stocké trop de graisse dans leur foie, ce qui est connu comme la maladie du foie gras, ce qui empêche le foie d'éliminer l'insuline. Ainsi, les niveaux d'insuline continueront d'augmenter toujours plus haut, ce qui peut apporter une contribution significative à plus d'obésité abdominale et à des attaques cardiaques.

De plus, la matière grasse a des fonctions différentes dans la région abdominale par rapport à celle de la matière grasse dans d'autres parties du corps comme les hanches. L'écoulement du sang à partir de graisses du ventre va directement vers le foie. Le flux de sang provenant de différentes zones grasses comme les hanches passera par la circulation générale du corps. La graisse du ventre a un approvisionnement efficace en sang et a plus de récepteurs pour une hormone de stress, appelée cortisol. Les niveaux de cortisol varient d'un jour à l'autre, mais il va augmenter et rester élevé si votre corps est soumis à un stress. Des niveaux élevés de cortisol et le stress favorisent les dépôts de graisse dans la région du ventre, car il y a là plus de récepteurs de cortisol.

Des niveaux élevés et chroniques de cortisol tuent les neurones du cerveau, et interfèrent avec les neurotransmetteurs comme la sérotonine et la dopamine. Comme ce sont des neurotransmetteurs de bonne humeur, cela conduit à se sentir plus stressé et déprimé. La dépression est omniprésente chez les personnes atteintes de diabète, et cela va ajouter au problème parce que la dépression est à l'origine une sorte de réaction de stress dans le corps. En d'autres termes, la dépression favorisera le développement de la graisse du ventre.

Graisse du ventre

La graisse du ventre est une caractéristique du diabète, ce qui signifie que les personnes atteintes de diabète seront sujettes à avoir la graisse du ventre. L'obésité centrale, ou la graisse du ventre, est significativement associée à des taux plus élevés de maladies cardio-vasculaires, et à de nombreux types de cancer aussi. L'hérédité a un rôle à jouer dans votre type général de corps, comme un corps en forme de poire ou un corps typé pomme. Il y a environ 25 à 55% de la tendance au développement des maladies les plus dangereuses qui sont associés à la graisse abdominale. Le reste est le mode de vie. La graisse du ventre fait plusieurs choses quand elle se forme. Tout d'abord, elle arrête la production de l'hormone leptine, qui freinerait l'appétit. Une autre chose à ce sujet est qu'elle entraîne une augmentation de la résistance à l'insuline, ce qui conduira à des conséquences apparentes. Les cellules utilisent moins de glucose, et donc le corps produit plus d'insuline, puis, la graisse va vers le stockage.

Le stockage des graisses est la manière du corps de suivre des mécanismes anciens, qui sont conçus pour protéger le corps en périodes de vaches maigres. Le corps apprend à tirer profit des excellentes occasions pour se préparer aux mauvais moments. Le corps va alors convertir le glucose en triglycérides et glycogène, qui sont des méthodes utiles pour stocker de l'énergie. Lorsque les cellules du foie sont remplies de sacs de graisse de triglycérides, la fonction du foie va être altérée. Il ne sera pas en mesure de traiter efficacement les graisses. Il viderait de la place pour stocker plus de graisse rapidement, et comme les organes et les tissus du corps n'en utilisent pas autant, le foie vient de mettre tout cela en stock sous forme de graisse du ventre.

Le nombre de cellules graisseuses que nous avons sera identifié à la naissance. Les chiffres restent constants à moins que les cellules graisseuses soient pleines, et alors, les cellules vont se diviser pour faire de nouvelles cellules graisseuses. Les nouvelles cellules restent alors tout le reste de la vie de la personne. D'autre part, lorsque vous réussissez un régime, vous réduisez la taille des cellules de graisse dans votre corps. Ces cellules graisseuses sont alimentées par nos vaisseaux sanguins dans la zone du ventre. Chaque adipocyte est en contact avec au moins un capillaire. L'apport de sang apporte son soutien à votre métabolisme. Le flux de sang varie avec le poids corporel, ainsi que votre état nutritionnel général. Les vaisseaux sanguins vont augmenter quand il demande fortement pour le glucose ou pendant le jeûne, ce qui entraîne une hausse de la pression artérielle. Le cœur doit travailler plus fort pour fournir les vaisseaux supplémentaires.

Foie gras

Une maladie avec un foie contenant de nombreuses cellules pleines de sacs de triglycérides est appelé une maladie du foie gras du foie gras ou maladie du foie gras non alcoolique (MFGNA). Toute personne diabétique qui a une grosse quantité de graisse du ventre est plus susceptible d'avoir un foie gras, qui se développe tôt en cours en raison des niveaux élevés de triglycérides dans le sang. La deuxième étape du foie gras est appelée la stéatohépatite non alcoolique (SHNA). Cela signifie qu'elle n'est pas causée par la consommation d'alcool, mais y ressemble. Elle pose les mêmes dégâts que ceux de la maladie de l'hépatite. L'oxydation cellulaire commence à se produire quand provoquée par des dommages aux cellules. De plus, la 3e étape du foie gras est la cirrhose, et c'est une maladie grave et dangereuse.

Un foie gras au stade I n'est pas particulièrement dangereux, et il peut être guéri par un traitement approprié. Les médecins procéderont à une biopsie pour déterminer la quantité de graisse et aussi s'il y a présence de cicatrices . Une biopsie est rarement entreprise parce que l'industrie médicale ne peut pas se mettre d'accord sur la façon dont elle doit être interprétée. Les signes et les symptômes de MFGNA sont inexistants, non-définis, et elle imite les symptômes d'autres maladies. Des tests sanguins spécifiques peuvent montrer la présence d'enzymes hépatiques particulières habituelles dans l'hépatite, qui montrent les signes et la présence de la SHNA. Le foie gras est une complication grave dans le processus de perte de poids.

Parasites

Ces parasites bloquent les efforts de perte de poids implicitement, et ceux-ci sont fréquents chez les personnes atteintes de diabète par rapport à ceux qui n'ont pas, parce qu'elles sont dans un état fragilisé. Malheureusement, les médecins occidentaux n'ont pas assez de formation pour remarquer la présence de parasites. Il n'y a que quelques personnes, qui sont formés à tester ces conditions. Les tests les plus courants ont un maigre taux de précision. Les médicaments qui traitent les parasites sont rarement utilisés pour la raison qu'ils ont une petite gamme d'efficacité. Plus d'une centaine d'espèces communes se trouvent chez l'homme, avec des traitements particuliers par espèces. Les parasites peuvent échapper à un diagnostic pour autant que 70 maladies chroniques, et maintenant, ils sont soupçonnés de jouer un rôle dans le processus de développement de nombreuses maladies chroniques.

Quand il y a présence de parasites, les patients ne réussiront pas dans leur processus de perte de poids. Compter ou éliminer les hydrates de carbone, réduire la taille des portions, ou faire un exercice vigoureux ne va pas produire des résultats. Les parasites vont enflammer la muqueuse du tube digestif, et donc, ralentir l'absorption des nutriments. Finalement, ils se propagent dans toutes les parties du corps, y compris vos organes vitaux, et par conséquent, perturbent la régulation du sucre dans le sang, l'équilibre hormonal, et modifient le métabolisme. Les parasites mangent des nutriments que vous consommez, ou ils peuvent manger l'hôte, le laissant avec des calories vides. Cela déclenche la surconsommation d'aliments et les envies, puis, ils prendraient le contrôle dans votre corps.

De plus, les parasites libèrent des toxines qui surchargent le foie et les reins. L'affaiblissement de votre état entraînera de nouvelles réductions dans le métabolisme, ce qui entrave le maintien de votre flore bénéfique dans le tractus intestinal. À cause de cela, il peut y avoir surproduction de levures. La surproduction de levures se traduira par le développement du gaz, des allergies et des ballonnements. Leurs acides peuvent endommager les organes et briser le tissu musculaire, et peut également provoquer la lenteur du système nerveux central. Le corps réagit à une augmentation des taux d'acide en produisant des cellules adipeuses pour stocker l'acide, et par conséquent, il le supprime de votre système. Les cellules adipeuses peuvent se produire lorsque votre métabolisme est plus faible.

Comment battre ces puissants mécanismes ?

La bonne nouvelle ici est que aujourd'hui, les raisons pour lesquelles il est difficile de perdre du poids sont plus apparentes. Alors, comment allez-vous être en mesure de battre ces mécanismes puissants ? Commencez par éliminer les parasites. On suppose qu'ils sont présents parce qu'il y a une forte possibilité qu'ils soient présents. Il est important de modifier votre régime alimentaire pour ne manger que des aliments à faible indice glycémique. Arrêtez-vous de manger des aliments qui sont riches en oxydants, aliments transformés principalement. Ces aliments transformés comprennent les repas dans une boîte ou une boîte de conserve avec des ingrédients que vous ne pouvez pas prononcer, ou que vous ne savez pas pourquoi cet ingrédient particulier est là.

Ensuite, supposons que vous avez un foie gras, parce que vous pouvez en avoir dans une certaine mesure. Ce sera une partie difficile. Le plus grand succès provient de la combinaison de plusieurs méthodes. L'exercice et le jeûne sont efficaces pour briser les cycles et brûler les graisses du foie. Cependant, cela doit être fait de la bonne manière. Si vous avez des dommages aux reins ou au foie est présente, consultez votre médecin. Une alternative au jeûne est de commencer par des repas très légers et à faible indice glycémique tous les jours, plutôt que d'avoir 3 grands repas par jour. Cela réduira les pics de glucose qui exacerbent le processus.

Il est très important que vous changiez votre alimentation. Les aliments transformés sont considérés comme un poison pour les personnes atteintes de diabète, et on ne le signalera pas assez. La farine traitée est terrible pour les diabétiques. En outre, les boissons gazeuses ont un taux élevé d'acide phosphorique et d'oxydants. Vous pouvez boire du thé comme alternative. Vous devriez même arrêter de boire du café. Ne pas faire cuire les aliments à haute température, ou ne cuisez pas vos aliments au micro-ondes. Cela signifie aussi que la cuisson au gril et grillade sont éliminés. Prenez des multivitamines de qualité tous les jours.

Gestion de la glycémie

La gestion de votre glycémie peut être améliorée si votre taux de sodium est maintenu et si les niveaux de fibres sont maintenus élevés. Le sodium peut ralentir la réponse à l'insuline, et cela signifie que des niveaux plus élevés de sodium peuvent être un avantage pour ceux qui ont une hypoglycémie. Des niveaux élevés de sodium empêcheront une chute rapide et augmenteront vos niveaux d'insuline, et donc, diminueront le taux de sucre sanguin qui est habituellement connu avec l'hypoglycémie. Avec la vitamine C, le sodium et la biotine sont parmi les facteurs essentiels pour réduire le niveau de glucose erratique, même entre les repas.

Mis à part cela, le chrome, le manganèse et le niacinamide / niacine aident dans le contrôle de la réponse glycémique et le stockage du glycogène du foie. La vitamine C, la vitamine B6 et le potassium sont utiles pour stabiliser ou interférer avec la gestion du glucose, selon que vous êtes enclin à l'hyperglycémie ou l'hypoglycémie. La faible quantité de glucose est recommandée pour ceux qui sont susceptibles d'hypoglycémie, et plus grande quantité de glucose est recommandé pour les personnes qui sont sujettes à l'hyperglycémie. En variante, une quantité élevée de potassium contribue à réduire le chrome et le manganèse. De plus, une quantité élevée de vitamine C abaisse le manganèse et stimule l'insuline. La vitamine B6 aide ensuite à stimuler le potassium et le magnésium, mais il réduit le manganèse. C'est peut-être compliqué, il est donc important de garder à l'esprit que trop de sodium dans votre alimentation ne sera jamais une bonne chose.

Arrêtez de manger du miel, des bonbons, toutes sortes de boissons gazeuses, céréales, gâteaux et produits de boulangerie, le sucre, les sirops, le saccharose, dextrose, beignets, jus de fruits, le fructose, le maltose, les fruits trop mûris, ou des substances qui se terminent par « ose ». Arrêter de prendre tous les édulcorants artificiels, à l'exception du Stevia. La plupart des aliments de boulangerie contiennent des additifs synthétiques, ainsi que la farine traitée, qui ont tous deux un taux d'oxydant élevé. Une autre chose importante est de faire des exercices afin de maximiser le glucose brûlé dans les tissus. Vous pouvez faire de la marche rapide pendant environ 45 minutes chaque jour, brûlant 300 calories par jour. Faire d'autres exercices musculaires est une grande aide. Vous devez alterner le programme d'exercice et le jeûne avec des programmes d'exercices non rapides avec une durée de 3 à 5 jours tous les programmes.

Jeûne

En fonction de votre état de santé, essayez de choisir entre un verre de jus ou un verre d'eau pour commencer le jeûne. Vous remarquerez que le jeûne de l'eau semble mieux fonctionner. Principalement, en raison de la faible calories / énergie, qu'elle contient. Il est recommandé de ne pas perdre du poids trop vite, car cela risque d'endommager votre foie. La plupart des gens perdent environ trois à cinq livres après leurs premiers jours de perte de poids, et trois autres à cinq livres le lendemain. Cela va se stabiliser à une livre chaque jour après avoir perdu plusieurs livres au départ. Il est nécessaire de ne pas perdre du poids pendant la phase où on ne jeune pas. Ensuite, répétez le cycle.

Dans les prochains chapitres de ce livre, nous allons discuter de plusieurs programmes pour perdre du poids pour inverser le diabète. Le plus agressif des programmes de perte de poids pour inverser le diabète est un jeûne de 30 jours, qui va désintoxiquer complètement l'ensemble du corps. Il est bien connu pour libérer les toxines qui sont présentes depuis la naissance. Le jeûne est sûr et efficace. Lorsque vous exercez un muscle, ça ne va pas enlever la graisse sur les muscles spécifiques exercés. La seule façon pour vous de diminuer la graisse du ventre est de perdre du poids globalement, et toutes sortes d'exercice sera d'une grande aide pour l'accomplir. La façon la plus rapide de brûler la graisse du ventre est une combinaison d'exercices d'aérobie, de musculation et une modification du régime alimentaire.

Gardez à l'esprit que l'augmentation de la masse musculaire en y travaillant contribuera à l'amélioration de votre poids corporel en raison de la perte de graisse.

Activités physiques

Il est bénéfique pour les personnes atteintes de diabète de faire des activités physiques. Cela réduira également votre taux de glucose dans le sang. Cependant, cela peut baisser les niveaux trop bas, ce qui provoque une hypoglycémie pour environ 24 heures après. Pour les personnes diabétiques qui prennent de l'insuline ou ceux qui cherchent des médicaments oraux pour augmenter la production d'insuline, le jeûne par une collation peut être nécessaire si le taux de glucose passe en dessous de 100 mg / dl. Il peut être utile pour éviter l'hypoglycémie d'ajuster les doses de vos médicaments avant de faire toute activité physique. Pour d'autres personnes diabétiques, vous devrez peut-être consulter votre médecin pendant que vous êtes sur un programme de progrès.

Une collation peut éviter l'hypoglycémie, étant donné qu'il est une partie de la nourriture avec index glycémique réduit. Des contrôles supplémentaires de la glycémie peuvent être nécessaires, plus particulièrement 2 heures après un exercice intense. Accordez une importance accrue à maintenir les niveaux de sucre dans le sang. Gardez les proches de la normale. Dans la résistance à l'insuline, cela diminue la quantité d'insuline supplémentaire dans votre circulation sanguine. Si vous êtes dépendant de l'insuline, si vous êtes une personne avec le diabète de type I, vous devriez éviter de prendre plus d'insuline que ce qui est nécessaire pour garder le contrôle. Beaucoup de gens qui ont le diabète pensent que la présence de plus d'insuline par rapport à ce dont vous avez besoin n'est pas nécessairement une mauvaise chose.

C'est une phase critique nécessitant beaucoup de mise au point et de tests. La combinaison d'une baisse d'insuline, de vigoureux exercice, de niveaux inférieurs de glucose permet au corps de commencer à brûler la graisse du foie rapidement. Il faut environ 12 à 16 heures pour extraire la graisse de votre foie et, mais avec l'exercice, vous pouvez augmenter votre métabolisme. D'autre part, la compréhension du métabolisme est une grande aide, car le taux de votre métabolisme va changer le processus. Faire des exercices peut réduire les niveaux de stress. Si le stress élevé est un problème, essayez de faire des activités qui réduisent le stress, comme la méditation et la respiration profonde. Ne pas oublier de prendre des suppléments d'antioxydants pendant le processus de jeûne.

Les gras oméga-3 peuvent aider à réduire la production d'adrénaline, une autre hormone de stress. Pensez à 2 fois par jour autour 40000 UI d'huile de poisson, mais ne surdosez pas l'huile de poisson parce que votre corps produira d'importantes quantités de radicaux libres, qui nécessitent également besoin de grandes quantités d'antioxydants afin d'être contrôlés. Assurez-vous de consommer 100% des besoins quotidiens des minéraux et des vitamines. Il est fortement recommandé de modifier votre régime alimentaire et d'apprendre ce que vous devriez et ne devriez pas manger. Aussi, prenez une bonne qualité de multivitamines chaque jour. Contrôlez votre taux de glucose et gérez les niveaux de sodium. D'autre part, il est également important de gérer votre taux d'insuline, gérer le stress, s'exercice tous les jours avec vigueur, tenir compte de plusieurs techniques de jeûne, et éliminer la possibilité d'une infestation parasitaire. Renseignez-vous sur les aliments et le diabète, autant que possible.

Cela peut sembler beaucoup de travail. Eh bien, en fait oui, mais il est généralement pour les personnes atteintes de diabète, qui n'ont pas connu de succès en suivant un régime. La clé pour inverser le diabète est le contrôle total et une amélioration de la santé par la perte de poids. Le chapitre suivant parlera de par où on commence le pari de la perte de poids diabétique.

Chapitre 2 - Le défi de la perte de poids diabétique : Où commencer?

Les personnes atteintes de diabète sont fortement conseillées de perdre du poids. Cependant, pour la plupart, c'est plus facile à dire qu'à faire. Les personnes diabétiques sont encouragées à manger de la bonne nourriture, en évitant plusieurs aliments, y compris les aliments à forte teneur en sodium et riches en graisses saturées. Il est difficile de changer les vieilles habitudes, mais il est aussi important de s'exercer plus et manger moins. C'est quelque chose que nous savons, mais nous ne faisons pas.

À moins que la personne atteinte de diabète dispose d'un guide de planification des repas plus détaillé, il lui reste de travailler sur leur approche et les différentes façons d'atteindre un objectif de perte de poids, trouver exactement ce qu'il / elle a besoin de manger et combien manger. Perdre du poids pour une personne diabétique peut être un processus complexe, en particulier pour identifier un poids cible et les aliments appropriés, aussi, si possible, la personne atteinte de diabète doit demander des conseils et un régime alimentaire adapté.

Pourquoi devez-vous gagner du poids ?

La raison pour laquelle vous prenez du poids est que vous consommez plus de nourriture que ce dont vous avez besoin pour rester en vie. Votre corps va convertir tout excès de nourriture et le stocker sous forme de graisse. Comme on le voit pour les calories, certains aliments en ont plus par rapport à d'autres, poids pour le poids. Les matières grasses fournissent plus de calories par gramme, par rapport aux aliments non-gras. Votre corps a besoin de graisse, tout comme il a besoin de glucides et de protéines, mais il est important de manger des aliments moins gras.

Il y a des rapports entre protéines, graisses et hydrates de carbone établis par des nutritionnistes, qui sont considérés comme appropriés pour maintenir une bonne santé pour la population générale. Les glucides fournissent la plupart du glucose nécessaire à nos cellules du corps pour l'énergie. Même si, quand il n'y a pas de glucides, le corps utilisera la protéine pour faire le glucose nécessaire. Le glucose est le problème auquel les gens diabétiques font face parce que leur corps ne peut pas contrôler la teneur en glucose comme le font les personnes non diabétiques.

Dans le cas des personnes atteintes de diabète, trop de glucose ne va pas aux cellules du corps qui en ont besoin, mais il reste dans le sang pendant une longue période, ce qui pose des nuisances et des dommages. Il y a beaucoup de catégories de glucides, classées par la complexité du contenu de leurs molécules contenant du sucre, où il y a vraiment beaucoup. Conformément à cela, plus ils sont compliqués, plus il faudra de temps aux actions chimiques du système digestif du corps pour les décomposer en glucose.

De plus, plus de temps il faudra pour le faire, plus cela diminuera le pic de charge élevée de glucose dans le sang, ce qui peut se produire après un repas. Pour les personnes atteintes de diabète, cette état de glycémie élevée dure plus longtemps que pour ceux qui n'ont pas le diabète- c'est un problème. Les hydrates de carbone fournissent le glucose nécessaire, ce qui est la cause du diabète. C'est ce que le diabète est. Une glycémie élevée pendant un temps trop long se traduira par beaucoup d'autres problèmes de santé.

Différents points de vue

Il y a 2 écoles contradictoires de pensée sur le rapport et la quantité d'hydrates de carbone, par rapport à d'autres nutriments essentiels, qui doivent être consommés par ceux qui ont le diabète. Ici, l'approche pour renverser le diabète, suivie par des médecins à succès et bien connus est de maintenir le rapport des hydrates de carbone, la principale source de glucose, au bas de l'échelle par rapport à la teneur en matières grasses et en protéines. Avec cela, il est recommandé de tirer parti de l'efficacité du régime à faible teneur en glucides, assisté par certaines vitamines et des suppléments alimentaires et l'exercice.

Pour aider à déterminer les glucides complexes, vous pouvez vérifier dans l'index glycémique - fournissant une évaluation numérique des aliments qui contiennent des glucides. Les régimes lus pauvres en glucides aident les diabétiques à contrôler leurs problèmes de glucose élevé. Toutefois, selon eux, même si cela produit des résultats corrects, il est difficile de le suivre pour toute le temps. Peut-être allez-vous décider de le faire, mais les associations nationales de diabétiques ont fait peu d'effort pour informer les personnes atteintes de diabète au sujet de ce que les régimes de faible teneur en glucides seraient en mesure d'accomplir.

Une planification des repas, remarquable sous tous ses aspects, pour personnes atteintes de diabète est disponible tant pour les défenseurs des glucides élevés et que pour ceux des pauvres en glucides. La perte de poids et un programme de perte de poids diabétique est un processus dangereux et vous devriez en discuter avec un médecin. C'est la responsabilité et le droit du patient diabétique de décider quelle voie ils devraient suivre. Cependant, il est sage de vous confier, de discuter du bien-fondé de vos choix avec votre médecin. Beaucoup de la gestion et du contrôle de l'état diabétique est laissé au patient, et il est nécessaire de surveiller les niveaux de glucose dans le sang chaque jour. Il y a aussi des moments où le contrôle est réduit à plusieurs fois par jour.

Le chapitre suivant vous aidera à comprendre comment vous pouvez éviter la résistance à l'insuline et gérer votre diabète naturellement.

Chapitre 3 - Comment éviter la résistance à l'insuline et gérer le diabète naturellement

Il y a résistance à l'insuline lorsque la cellule, plus particulièrement les muscles, le foie et les cellules graisseuses, ne répondent pas sur votre site récepteur de l'insuline. Avec cela, votre corps va continuer à ajouter de plus en plus d'insuline pour stocker la graisse. Au fil du temps, le pancréas abandonne, et cela se traduit par une résistance à l'insuline ou le diabète de type II. Dans ce niveau de diabète, votre corps ne produit pas assez d'insuline ou les cellules sont résistantes à l'insuline, ce qui amène trop de sucre à rester dans votre sang.

Un niveau de jeûne de votre glycémie, supérieur à 100 à 125 mg / dl, ne sera pas une indication du diabète. Cependant, il peut devenir un facteur déterminant de la résistance à l'insuline, ce qui est au-delà des niveaux raisonnables. La portée maximale du glucose sérique se situe entre 80 et 95. Le taux d'insuline sérique de jeûne doit être inférieur à 10. L'une des plus puissantes stratégies de lutte contre le vieillissement et d'inversion du diabète pour un nouveau vous en bonne santé, est de contrôler votre taux d'insuline en utilisant un régime alimentaire , ainsi que l'exercice, plusieurs modifications de style de vie, une bonne nutrition et des suppléments. Ceci est une nécessité pour votre longévité, perte de graisse, vitalité et santé globale.

Les symptômes et les conditions de résistance à l'insuline

- Hypertension
- Incapacité à se concentrer et brume du cerveau
- Faibles taux de HDL

- Taux élevé de triglycérides
- Diabète de type II
- Excès de graisse autour de votre zone scapulaire ou section médiane
- Ballonnements intestinaux
- Fatigue et somnolence

Lorsque votre glucose s'accumule dans le sang plutôt que d'entrer dans les cellules, cela peut causer des problèmes, y compris

- Obésité
- Risque plus élevé de maladie d'Alzheimer
- Au fil du temps, des niveaux élevés de glucose dans le sang peuvent endommager vos reins, cœur, yeux, ou nerfs

Les causes du diabète et de la résistance à l'insuline

- Manque de sommeil de qualité
- Boire des jus de fruits et des boissons non alcoolisées
- Mode de vie sédentaire
- Altération des niveaux hormonaux et stress
- Sauter des repas, restriction calorique, mauvais régime au micro-ondes, en boîte ou en conserve des aliments, des pilules de régime, et fast-foods.
- Diminution des enzymes lipolytiques et hausse des enzymes lipogeniques

L'alimentation et la nutrition pour le diabète / résistance à l'insuline de type II

- Petits mini-repas 5 à 7 fois par jour. Inclure les protéines et les bonnes graisses dans chaque repas
- Débarrassez-vous de toutes les conserves, les aliments en boîte, et pour le micro-ondes
- Fruits consommés avec modération, y compris les baies, les citrons verts, les tomates, le pamplemousse, les avocats et les citrons
- Augmentez les protéines et les aliments avec peu de glucides. Mangez un régime de légumes non féculents, protéines biologiques et des graisses.
- Débarrassez-vous de tous les grains, les sucres à action rapide, les glucides raffinés et les produits laitiers. Évitez les boissons gazeuses, les féculents, les jus et les fruits élevés en glucides. Évitez aussi

les graisses hydrogénées, ainsi que la caféine, l'alcool et le tabac

- Sucrer les aliments à l'aide de stevia au lieu du sucre. La stevia n'augmente pas la glycémie
- Évitez produits sucrés Nutra et Aspartame, sirop d'agave, et HFCS, car ils peuvent déclencher l'obésité et le diabète
- Le jus de lime et de citron peut diminuer l'indice de l'insuline des repas en raison des flavonoïdes

Nutriments supplémentaires pour la résistance à l'insuline

- Fibres
- Resvératrol
- Acide lipoïque R-alpha
- Carences en potassium, en zinc, et magnésium entrainent de la résistance à l'insuline

- GlucoBalance
- Vitamine D
- DHEA 7-cétonique
- Bio-glycozyme forte
- Améliorer la sensibilité à l'insuline avec le glutathion, CoQ, L-Arginine, Taurine et L-Carnitine
- Silymarine
- ADHS
- Chrome
- Huile de poisson avec 400 UI d'Omega-3

Suppléments botaniques

- Thé comme Pau d'Arco, fenugrec, thé vert, bardane, et astragale
- Extrait de l'arbre Banaba
- Gymnema Sylvestre

- Margose
- Extrait de pépins de raisin
- Cannelle

Protocole de style de vie

- Prenez des taux à jeun d'insuline et de glucose sérique
- Éliminez les charges de métaux lourds, les pesticides et d'autres inoculations et xénobiotiques
- Assurez-vous que vous avez une flore intestinale saine. Envisagez une analyse complète des selles (CDSA)
- Prenez soin de vos yeux. En effet, le diabète est une cause principale de cécité. Cela peut entraîner une rétinopathie et d'autres problèmes oculaires comme la cataracte

- Il est essentiel de surveiller votre taux de glucose dans le sang au moins deux fois par jour et avant de prendre des repas. Si vous faites de l'exercice, vous devez tester votre niveau de glucose plus fréquemment
- Éliminez vos allergies alimentaires en diminuant ou augmentant le sucre sanguin
- Aller au lit à 22 heures et ne vous levez pas avant 6 heures. En effet, le manque de sommeil perturbe le métabolisme du glucose, la tension artérielle, la mémoire, le profil lipidique, le système immunitaire et la production d'androgènes.

Protocole d'exercice

- Vous ne devriez jamais sous-estimer la puissance d'être actif, depuis une marche à pied de 5 minutes jusqu'à des sessions d'entrainement de 45 minutes pour la force, tout cela compte pour éliminer et réduire le syndrome pré-diabétique ou la résistance à l'insuline.

- Par rapport aux exercices d'état d'équilibre aérobique, la musculation est bien supérieure dans la prévention de l'obésité, ainsi que dans l'amélioration de la résistance à l'insuline. L'état aérobie constant exerce les niveaux de cortisol des les niveaux d'insuline.

- Commencez par une routine d'exercice. Une simple marche est excellente pour le diabète. Une marche rapide quotidienne à 3 mph (5 kmh) peut diminuer le risque de diabète de 50%.

Chapitre 4 – Guide de régime pour la résistance à l'insuline

Le diabète de type II ou la résistance à l'insuline est un état où vos cellules ne sont pas en mesure d'utiliser d'une manière efficace le glucose ou le sucre dans le sang pour l'énergie. Cela se produit lorsque les cellules ne sont plus sensibles à l'insuline et à cause de cela, votre taux de sucre sanguin devient progressivement trop élevé.

Définition du diabète de type II et des faits

Le diabète de type II pose des problèmes pour obtenir suffisamment de glucose dans les cellules. Lorsque le sucre n'est pas en mesure d'arriver là où il est censé être, cela se traduira par une augmentation des niveaux de glycémie dans votre circulation sanguine, ce qui peut conduire à des complications comme des maladies de nerf, les maladies cardiovasculaires, et les lésions des reins et des yeux. Les aliments à manger pour suivre le bon régime pour une personne avec le diabète de type II comprennent des glucides complexes comme le blé entier, les fruits, les haricots, le riz brun, les flocons d'avoine, les lentilles, les légumes, le quinoa et les haricots. Les aliments qui doivent être évités dans le diabète de type II comprennent les glucides simples qui sont traités, comme les pâtes, les biscuits, la farine, le pain blanc, le sucre QI et les pâtisseries. Les aliments qui ont un faible indice glycémique entraînent une légère augmentation de votre taux de sucre sanguin et c'est donc une meilleure option pour les personnes diabétiques.

Les graisses QI n'ont pas beaucoup d'effet direct sur votre taux de sucre dans le sang, mais elles peuvent être d'une grande utilité pour vous en ralentissant l'absorption des glucides. La protéine fournit de l'énergie stable avec peu d'impact sur le taux de sucre sanguin. Elle maintient la stabilité du sucre dans le sang et elle est utile lors de vos envies de sucre et pour se sentir rassasié après avoir mangé. Les aliments comprenant des protéines comprennent les légumineuses, les produits laitiers, les viandes maigres, les haricots, les pois, la volaille, les fruits de mer, les œufs, et le tofu. En complément les cinq superaliments QI pour le diabète sont le vinaigre balsamique blanc, les lentilles, le saumon sauvage, les graines de chia, et la cannelle. En outre, les plans de repas sains QI pour le diabète comprennent la limitation des viandes rouges et des sucres transformés, et beaucoup de légumes. Les recommandations diététiques QI pour ceux qui ont le diabète de type II comprennent un régime végétalien ou végétarien, qui met l'accent sur faire de l'exercice, le régime méditerranéen et le régime paléo.

Les lignes directrices sur ce que les gens diabétiques devraient manger comprennent manger des glucides à faible indice glycémique, plus particulièrement des légumes, la consommation de protéines et de graisses provenant de sources végétales. Les aliments que vous ne devriez pas manger si vous avez une résistance à l'insuline comprennent les glucides transformés, les produits laitiers riches en matières grasses, les édulcorants artificiels, les produits d'origine animale riches en matières grasses, les boissons gazeuses, le sirop de maïs à haute teneur en fructose, les gras trans, les sucres raffinés et les aliments hautement transformés.

Qu'est-ce que le diabète de type II ?

Le diabète de type II ou résistance à l'insuline se produit à travers le temps, impliquant des problèmes pour obtenir assez de sucre ou de glucose dans les cellules de votre corps. Les cellules utilisent le sucre pour l'énergie ou de carburant. Le glucose ou le sucre a été le combustible idéal pour les cellules du cerveau et les cellules musculaires, mais il a besoin de l'insuline pour le transporter dans les cellules et être utile. Lorsque les niveaux d'insuline sont bas, quand le sucre n'est pas être en mesure d'entrer dans les cellules où il est censé être, cela conduit à une augmentation des niveaux de sucre dans le sang.

Comme le temps passe, les cellules commenceront à élaborer une résistance à l'insuline, ce qui nécessiterait alors que votre pancréas fasse de plus en plus d'insuline pour déplacer le sucre dans les cellules, mais plus de sucre est encore laissé dans votre sang. Finalement, le pancréas s'use et ne peut plus être en mesure de sécréter assez d'insuline pour déplacer le sucre dans les cellules pour leur énergie.

Quels types d'aliments sont recommandés pour un diabète de type II ?

Les personnes diabétiques doivent suivre les directives diététiques. Manger la quantité recommandée d'aliments des 5 groupes d'aliments vous fournira les éléments nutritifs nécessaires afin d'être en bonne santé et prévenir les maladies chroniques comme les maladies cardiaques et l'obésité.

Un plan de repas diabétique peut suivre plusieurs modèles différents et ont un rapport variable entre les protéines, les glucides et les graisses. Les glucides consommés doivent être faible indice glycémique et devraient provenir principalement de légumes. Les protéines absorbées et la graisse doivent provenir principalement de sources végétales.

Pour vous aider à gérer votre diabète, il est recommandé de manger des repas réguliers et les répartir sur la journée. Mangez un régime plus faible en matières grasses, les graisses saturées spécifiquement. Si vous prenez des comprimés pou le diabète ou de l'insuline, vous devrez peut-être prendre des collations entre les repas.

Il est important de savoir que les 'besoins de tout le monde ne sont pas les mêmes. Toutes les personnes qui ont le diabète ont besoin de voir un diététicien agréé en collaboration avec leur équipe de diabète pour des conseils personnalisés.

Quels types de glucides sont recommandés ?

Les glucides sont la principale nourriture qui augmente la glycémie. La charge glycémique et l'index glycémique sont les noms scientifiques utilisés pour mesurer l'impact des hydrates de carbone sur le sucre dans le sang. Les aliments qui ont un faible indice glycémique élèvent légèrement sucre dans le sang et, par conséquent, ils sont de meilleures options pour les personnes diabétiques. Les principaux facteurs qui déterminent la charge glycémique d'un repas ou d'aliments spécifiques sont la quantité de protéines, de fibres et de matières grasses qu'il contient.

La différence entre la charge glycémique et l'index glycémique est que l'index glycémique est une mesure standardisée tandis que la charge glycémique représente une taille réelle. Comme par exemple, l'index glycémique d'un bol de pois est 68, mais la charge glycémique est seulement 16. Plus le niveau glycémique est faible, mieux c'est. Si vous avez préféré l'index glycémique, on pourrait penser que les pois ont constitué une mauvaise option, mais la vérité est que vous ne seriez pas en train de manger une centaine de grammes de pois. Avec une taille de portion régulière, les pois auraient une charge glycémique de bonne santé, et ils peuvent être une excellente source de protéines.

Les glucides peuvent être classés comme des sucres simples ou glucides complexes. Les glucides complexes ou les aliments à faible charge glycémique sont dans leur forme alimentaire entière et cela inclut des éléments nutritifs supplémentaires comme les vitamines, les fibres, et de petites quantités de graisses et de protéines. Ces nutriments supplémentaires vont ralentir l'absorption du glucose, en gardant les taux de sucre dans le sang plus stable. Quelques aliments à indice glycémique faible ou à glucides complexes à inclure dans votre plan d'alimentation pour diabète de type II sont le blé entier, les fruits, les lentilles, le riz brun, les légumes, le quinoa, les haricots et la farine d'avoine en flocons.

Légumes féculents et céréales

Les grains entiers comme le quinoa, la farine d'avoine et le riz brun sont d'excellentes sources de nutriments et de fibres, et ils ont un faible indice glycémique, ce qui en fait des choix appropriés pour la nourriture. Les étiquettes des aliments transformés sont source de confusion pour comprendre les grains entiers. Par exemple, le pain de blé entier est fait de diverses manières et il y en a certaines qui n'ont pas beaucoup de différence avec le pain blanc dans leur index glycémique. La même chose vaut pour l'ensemble des pâtes de grains.

Les grains entiers ont moins d'impact sur le taux de sucre sanguin car ils ont une charge glycémique plus faible. Sélectionnez les grains entiers qui sont encore dans leur état de grains, comme le quinoa et le riz brun, ou vous pouvez regarder la teneur en fibres sur l'étiquette nutritionnelle de cet aliment particulier. Un bon pain de grains entiers a 3+ g. de fibres dans chaque tranche.

Les féculents sont d'excellentes sources de nutriments tels que la vitamine C, et ils sont riches en glucides par rapport aux légumes à feuilles vertes ; cependant, ils sont plus faibles en glucides par rapport aux grains raffinés. Les personnes diabétiques peuvent les manger avec modération. Certains des féculents sont le maïs, les pommes de terre, les courges et autres légumes-racines. Ces aliments sont meilleurs consommés en plus petites portions, comme une tasse, dans le cadre de votre repas pour le diabète pour les matières grasses et les protéines végétales.

Légumes non féculents

Les personnes diabétiques peuvent manger des légumes non féculents en abondance, comme les légumes verts, car ils ont un impact limité sur votre taux de sucre dans le sang, et ils ont beaucoup d'avantages pour la santé. La plupart des gens peuvent manger plus de légumes. Nous avons tous besoin d'aussi peu que 5 portions par jour. Une bonne option est des légumes frais, et ils sont le plus souvent l'option la plus savoureuse. Les légumes surgelés ont tout autant de nutriments et de vitamines QI, car ils sont généralement congelés dans les heures suivant la récolte.

Pour assurer qu'il n'y a pas d'édulcorants ou de graisses additionnés dans les sauces, vérifiez l'étiquette sur les légumes surgelés. Si vous êtes un fan de légumes tels quels, vous pouvez essayer de les préparer avec des herbes fraîches ou séchées, de la vinaigrette ou de l'huile d'olive. Une bonne façon d'obtenir tous vos nutriments est de consommer un arc en ciel de couleurs avec vos légumes.

Les aliments à charge glycémique élevée ou à glucides simples, ou des aliments qui ne font pas partie du régime alimentaire pour le diabète de type II sont les aliments transformés. Ces aliments ne contiennent pas d'autres nutriments qui peuvent aider à ralentir l'absorption du sucre et, par conséquent, ils élèvent la glycémie rapidement. Beaucoup d'aliments à glucides simples sont connus comme les aliments blancs. Certains des aliments simples en glucides qui devraient être évitées dans le régime alimentaire de résistance à l'insuline sont des pommes de terre blanches, les biscuits, le pain blanc, les pâtes blanches, les ananas, le melon d'eau, les pâtisseries, le sucre, les bonbons, la farine, les boissons gazeuses et les céréales pour le petit déjeuner.

Quels types de matières grasses sont recommandés ?

Les graisses ont peu d'effet direct sur le sucre dans le sang. Cependant, dans le cadre d'un repas, ils ont une grande utilité pour ralentir l'absorption des glucides. En outre, les graisses ont des effets sur la santé qui ne sont pas liés au glucose. Les graisses d'origine végétale comme les noix, l'avocat, l'huile d'olive et les graines sont associées à un risque de maladie cardiovasculaire plus faible. Les graisses de viande animale augmentent le risque de maladies cardio-vasculaires. Néanmoins, les produits laitiers et les produits laitiers en particulier fermentés comme le yaourt diminuent le risque de maladie. En outre, la graisse contribue à un sentiment de satiété et ils ont un rôle à jouer dans la gestion des fringales de glucides et du trop manger. Une portion de graisses saines, comme l'avocat sur une tranche de pain de blé entier, est plus robuste et plus satisfaisant par rapport à la confiture sur du pain blanc.

Quels types de protéines sont recommandées ?

Il y a une énergie lente et régulière fournie par la protéine, qui a peu d'effet sur votre glycémie. Les protéines, en particulier la protéine à base de plantes, doit toujours faire partie de votre plan de repas ou de collation. Ce nutriment non seulement garde votre glycémie stable, mais il est également utile dans vos envies de sucre et une sensation de satiété après manger. En outre, la protéine peut provenir soit de sources végétales ou animales, mais des sources animales sont aussi des sources familières de graisses saturées malsaines.

Certains des bons choix de protéines sont les œufs, les pois, le tofu et les aliments de soja, les haricots, les viandes maigres comme la dinde et le poulet, les produits laitiers biologiques, les légumineuses et les poissons ainsi que des fruits de mer. Vous devriez faire attention à l'équilibre des macronutriments- protéines, glucides et graisses, dans votre plan de repas diabétique pour vous accompagner avec des taux stables de sucre dans le sang. Fibres, lipides et protéines vont tous ralentir l'absorption des glucides et, par conséquent, ils donnent le temps d'une libération d'insuline plus faible et plus lente, avec un transport de glucose constant du sang vers les tissus ciblés.

Quels types de plans de repas ou de régime alimentaire sont recommandés pour les personnes atteintes de diabète de type II ?

De nombreux modèles alimentaires sont réputés avoir des effets bénéfiques sur la résistance à l'insuline. Étant donné que plusieurs modèles fonctionnent, les gens peuvent choisir les habitudes alimentaires qui fonctionneront le mieux pour leur état et leur santé globale. Mais vous trouverez quelques traits communs entre tous les régimes alimentaires sains ou des plans de repas pour les personnes diabétiques. Tous les plans de repas sains pour les personnes atteintes de diabète de type II comprennent la limitation de la viande rouge et les sucres transformés, et beaucoup de légumes. Les personnes diabétiques doivent être très bien au courant de la teneur en glucides de leur alimentation, de sorte que leur taux de sucre dans le sang n'augmente pas, ou si elles utilisent l'insuline injectable, elles peuvent doser l'insuline avec précision.

Les régimes végétariens ou végétaliens

Un régime végétalien ou végétarien peut devenir un excellent choix pour les personnes diabétiques. Les régimes végétaliens et végétariens sont des régimes riches en glucides, avec des glucides supplémentaires environ 13% par rapport aux plans de repas qui comprennent à la fois des produits animaux et végétaux (ce qui est terrible pour le diabète). Cependant, ce régime est couramment plus faible en gras saturés et en calories , et riche en fibres, de sorte que les risques inflammatoires associés à une forte consommation de viande seront évités.

Un régime végétarien comporte beaucoup de fruits et légumes, y compris des protéines de qualité comme les graines, les haricots et les noix et les graisses à base de plantes comme l'avocat et l'huile d'olive. Ce régime donne aussi la priorité aux grains entiers comme le quinoa et le riz brun sur les glucides raffinés comme les aliments transformés et les bonbons.

Régime alimentaire pour le diabète de l'American Diabetes Association (ADA)

Le régime de l'ADA pour les personnes diabétiques plaide pour une alimentation saine, équilibrée mettant l'accent sur l'énergie avec les exercices QI. Ils ont toujours plaidé pour que la plupart des calories proviennent de glucides complexes, que vous pouvez obtenir à partir de grains entiers comme les céréales à grains entiers et pain de grains entiers, ainsi qu'une consommation réduite de matières grasses totales dont la majorité provient de gras insaturés.

Il n'y a pas de rapport macronutriments idéal et un régime alimentaire doit être individualisé. Les directives de l'ADA plaident en faveur d'un faible indice glycémique, et éviter les boissons QI qui sont édulcorées avec du sucre comme le soda. La qualité et la quantité de matières grasses sont importantes ici. Néanmoins, beaucoup trouvent ces directives difficiles à mettre en œuvre dans la vie réelle, avec les méthodes de régimes alimentaires décrits plus pratiques et plus simples pour que les gens gèrent leur plan de repas pour le diabète de type II.

Régime Paléo

Le régime Paléo comprend la prise d'une quantité modérée de protéines et a gagné beaucoup d'attention récemment. La théorie de ce modèle alimentaire est que votre génétique n'a pas évolué afin de répondre à notre mode de vie moderne comme l'activité dense et limitée et les plats cuisinés calorifiques. Il nous amène aussi à mode de nutrition de chasseurs-cueilleurs, qui fonctionne mieux avec notre physiologie. Ce plan de repas est basé sur le poisson, les œufs, la viande maigre, les noix, les crucifères et les légumes-feuilles, les fruits et les légumes-racines. D'autre part, sont exclus de ce régime les bonbons, la bière, les produits laitiers, les boissons gazeuses, les graisses raffinées, toutes sortes de céréales, le sucre, les haricots, et tout sel supplémentaire.

En outre, ce régime n'est pas spécifié sur les objectifs d'apport calorique ou l'équilibre des macronutriments. Le régime paléo est inférieur pour l'énergie totale, la charge glycémique alimentaire, le calcium, la densité d'énergie, les glucides, les fibres et les acides gras saturés. Mais il est plus élevé en cholestérol alimentaire, acides gras insaturés, et certains minéraux et vitamines. Les personnes diabétiques ont le sucre dans le sang plus stable, ont moins faim, et ils se sentent mieux avec les plans de repas qui ont moins de glucides

Régime méditerranéen

Ce plan de repas pour les personnes diabétiques est riche en légumes. C'est cela qui est appelé le véritable modèle méditerranéen qui est traditionnellement suivie en Grèce et en Italie du Sud, et non le type américanisé italien- ceux qui sont lourds en pain et en pâtes. Le régime méditerranéen comprend du vin, des noix, des fruits, des avocats, beaucoup de légumes frais, des produits laitiers et de la viande de temps en temps, les poissons comme les sardines et les graisses végétales comme l'huile d'olive.

La manière de manger dans ce régime est très riche en éléments nutritifs, ce qui signifie que vous serez en mesure d'obtenir beaucoup de minéraux, de vitamines et d'autres nutriments sains pour chaque calorie consommée. Il existe 2 versions de régime méditerranéen qui sont mises en évidence pour améliorer le contrôle du diabète, y compris plus de perte de poids et un meilleur taux de sucre dans le sang. Les 2 versions de ce plan de repas pour les personnes diabétiques mettent l'accent sur soit plus d'huile d'olive ou plus de noix. Parce que les deux versions sont bénéfiques, certains plans de repas méditerranéens comprennent des deux à la fois, comme les courgettes arrosées de graines de chanvre, d'origan et d'huile d'olive ou des haricots verts saupoudrés d'amandes pilées.

5 superaliments pour le diabète à manger

Ce sont des aliments qui seront bénéfiques pour votre santé en plus de fournir des graisses ou des calories, des glucides ou des protéines. Ces superaliments pourrait être exceptionnellement riches en toutes sortes de vitamines ou autres nutriments qui sont très bénéfiques pour les personnes atteintes du diabète de type II.

1. **Vinaigre balsamique blanc :** Le vinaigre en superaliment est mieux consommé comme vinaigrette dans votre salade, mais il est bénéfique, peu importe la façon dont vous l'appréciez. Le vinaigre ralentit la vidange gastrique, ce qui est utile pour les personnes diabétiques. Cela aide à ralentir la libération du glucose de votre corps dans le sang, ce qui permet une réponse d'insuline stable et faible plutôt qu'une hausse marquée de l'insuline. Cela augmente aussi la satiété. Donc, si vous appréciez votre salade avec vinaigrette à votre premier essai, vous serez moins susceptibles de trop manger pendant votre le début de votre programme.

2. **Les graines de chia :** les graines de chia fournissent des protéines, des acides gras oméga-3, et des fibres. C'est un superaliment diabétique, car il augmente la satiété, fate baisser la charge glycémique d'un repas, et stabilise le taux de sucre sanguin. Vous pouvez ajouter les graines de chia à votre petit-déjeuner pour vous garder rassasié plus longtemps. Le type de fibre principale dans cette graine est une fibre soluble, se transformant en un gel quand on le mélange avec de l'eau. Le chia est fantastique à utiliser dans la cuisine et pour la cuisson lorsque vous avez besoin d'un épaississant. Lorsqu'il est combiné avec du cacao, à l'indice glycémique faible du stévia ou de l'agave, et le lait d'amande, le chia donne un excellent pouding sain.

3. **Lentilles :** Lentilles ont beaucoup de protéines, contiennent des vitamines essentielles, et ils ont beaucoup de fibres. Cette superaliment est riche en fer et d'autres minéraux, et riche en vitamines B comme le folate. Il a également un bon équilibre de glucides complexes et de protéines et est très polyvalent comme partenaire dans votre cuisine. Les lentilles brunes et vertes restent fermes quand elles sont cuites et sont délicieuses en salade. D'autre part, les lentilles orange se ramollissent lorsque vous les faites cuire, ce qui les rend bien adaptées dans les currys, les soupes dal et indiennes.

4. **Le saumon sauvage :** Ce superaliment est une excellente source d'acides gras oméga-3 anti-inflammatoires. Il existe des différences au niveau des acides gras entre les saumons d'élevage et

sauvages, en fonction de ce que le poisson mange. Le saumon sauvage mange les poissons plus petits et il vit dans des eaux plus froides, l'obligeant à développer un ratio plus élevé d'oméga 3 anti-inflammatoires que de graisses saturées dans leur viande. Les poissons qui sont élevés ont 10x plus d'antibiotiques, de polluants organiques, et d'autres contaminants. Ces produits chimiques nocifs sont pro-inflammatoires et ils sont associés à un risque accru de maladies cardiaques et de cancer.

5. **Cannelle :** C'est un autre superaliment pour les personnes atteintes de diabète, car elle réduit leur glycémie, et elle est significativement bénéfique à des doses de 1 cuillère à café par jour. La cannelle abaisse à la fois le taux de sucre dans le sang post-prandial et à jeun. Vous pouvez en parsemer sur la

farine d'avoine, et il est facile de l'ajouter aux plans de repas diabétiques. Elle est également très bien pour le café. Mis à part cela, elle a une teneur élevée en polyphénol qui a ajouté un avantage dans la prévention des complications de santé.

Les aliments à éviter dans le plan repas pour diabète de type II

Les personnes diabétiques de type II doivent éviter un grand nombre des mêmes aliments malsains que tout le monde devrait limiter. Les suivants sont inclus dans les restrictions alimentaires : sucres raffinés comme les gâteaux, les bonbons, les scones, les beignets, les sucreries, les biscuits et les pâtisseries; les boissons gazeuses, tant les boissons édulcorées que les boissons gazeuses régulières peuvent augmenter la glycémie; les produits animaux riches en matières grasses comme les coupes grasses de porc, les saucisses, la viande rouge, et le bacon ; les glucides transformés comme les pâtes, biscuits salés et le pain blanc; les édulcorants artificiels dans les aliments transformés avec l'étiquette d'alimentation pour régime; les produits laitiers riches en matières grasses comme la crème, la crème glacée, le fromage et le lait entier; et les gras trans comme les vinaigrettes, les produits de boulangerie, les pâtes à tartiner au beurre, les sauces emballées, et les pâtes à tartiner à la mayonnaise.

Sont également inclus les aliments hautement transformés comme les bonbons, les biscuits, les croustilles et le maïs bouilli; et le sirop de maïs à haute teneur en fructose qu'on peut trouver dans les aliments de commodité emballés, les boissons gazeuses, et les bonbons. La meilleure façon d'éviter ces aliments est de magasiner tout autour de votre magasin d'épicerie et de prendre un nombre d'aliments transformés et emballés minimun avec modération. D'autre part, la meilleure façon de bien manger pour le diabète est de se contenter de la vraie nourriture dans sa forme minimale et entière. Les personnes diabétiques qui mangent un régime alimentaire sain comme ceux évoqués ici peuvent aider à réduire le risque de complications du taux de sucre élevé dans le sang, comme l'obésité et les maladies cardiovasculaires.

Le diabète de type II et l'alcool

Pour la plupart des gens qui ont une résistance à l'insuline, la ligne directrice générale pour la consommation modérée d'alcool s'applique. Boire un verre par jour pour les femmes et deux verres pour les hommes peut réduire le risque de maladies cardio-vasculaires et cela n'a pas d'impact négatif sur le diabète. Néanmoins, l'alcool peut diminuer votre taux de sucre dans le sang, et ceux qui ont le diabète de type II, qui sont sujets à une hypoglycémie, en particulier ceux qui utilisent l'insuline, doivent se méfier de l'hypoglycémie retardée.

L'alcool avec modération est des moyens efficaces pour prévenir l'hypoglycémie. Pensez à manger des aliments avec les boissons alcoolisées pour aider à minimiser le risque. Vous pouvez également porter un bracelet d'alerte diabétique afin que les gens sachent vous offrir de la nourriture quand vous présentez des symptômes hypoglycémiques. D'autre part, des cocktails et des boissons mélangées sont généralement fabriqués avec des jus ou des édulcorants et ils contiennent beaucoup de glucides de sorte que ces boissons peuvent augmenter votre taux de sucre dans le sang.

Des choix plus sains lorsque vous mangez

Manger est assez difficile tant parce que vous ne savez pas ce que contiendrait exactement un repas en matière de calories et de glucides, que parce que manger en famille ou entre amis amène le plus souvent à une pression involontaire de manger les aliments vous feriez mieux d'éviter comme le dessert.

Lorsque vous mangez, n'hésitez pas à poser des questions sur ce que plat particulier contient ou comment il a été préparé. Vous pouvez également consulter les menus sur le web avant le départ. De plus, parlez à l'avance à votre famille et amis sur vos raisons de manger sainement. Soyez ouvert et dites leur que ces choses sont essentielles à votre santé à long terme pour rester sur votre plan de repas diabétique et demandez leur de ne pas vous encourager à manger des choses qui ne sont pas très bonnes pour vous.

La famille et les amis sont généralement juste en train d'essayer de montrer leur amour en vous souhaitant profiter d'un dessert. Ils vous comprennent, et ils finiront par vous soutenir dans vos efforts pour prendre soin de vous-même. Aussi, lorsque vous mangez, limitez vous à 2 bouchées de desserts.

Les complications du diabète de type II

La résistance à l'insuline peut entraîner plusieurs complications comme des lésions aux nerfs, aux yeux et aux reins et les maladies cardiovasculaires. Cela signifie également que les cellules ne recevront pas le glucose dont elles ont besoin pour un fonctionnement sain. Un bon contrôle glycémique sera utile pour prévenir les complications à long terme de la résistance à l'insuline.

Une bonne alimentation pour inverser le diabète est également appelé thérapie nutrition médicale pour les personnes diabétiques.

Conclusion

Inverser le diabète naturellement n'est pas seulement possible, mais c'est également une solution préférable pour le traitement des temps modernes, traitant juste les signes et les symptômes du diabète sans traiter la cause. Inverser le diabète naturellement n'est pas un remède naturel ou un remède maison particulier, mais c'est une solution qui consiste à discuter d'alimentation et de nutrition. Les facteurs critiques sur l'alimentation et la nutrition doivent être correctement compris et après ajustement et équilibrage, peuvent servir à inverser le diabète naturellement et avec succès et augmenter la production de l'insuline de votre corps. Les plans de régime et d'informations ici vous aideront à comprendre, prévenir et inverser le diabète de type II naturellement et avec succès.

Mots de la fin

Merci encore d'avoir acheté ce livre !

J'espère vraiment que ce livre est en mesure de vous aider.

La prochaine étape est pour **vous abonner à notre bulletin électronique** pour recevoir des mises à jour sur les nouvelles versions de livres ou les promotions à venir. Vous pouvez vous inscrire gratuitement et en prime, vous recevrez également notre livre « 7 erreurs de remise en forme, que vous faites sans le savoir » ! Ce livre bonus met à plat beaucoup d'erreurs de conditionnement physique les plus courantes et démystifie beaucoup de la complexité et la science de remise en forme. Avoir toutes ces connaissances de remise en forme et de la science organisée dans un livre étape par étape une action vous aidera à démarrer dans la bonne direction dans votre voyage de remise en forme ! Pour vous abonner à notre bulletin électronique gratuit et réclamer votre livre gratuit, s'il vous plaît visitez le lien et inscrivez-vous : **www.hmwpublishing.com/gift**

Enfin, si vous avez aimé ce livre, je voudrais vous demander une faveur, seriez-vous assez aimable pour laisser un commentaire pour ce livre ? Ce serait vivement apprécié !

Merci et bonne chance dans votre voyage !

A propos du co-auteur

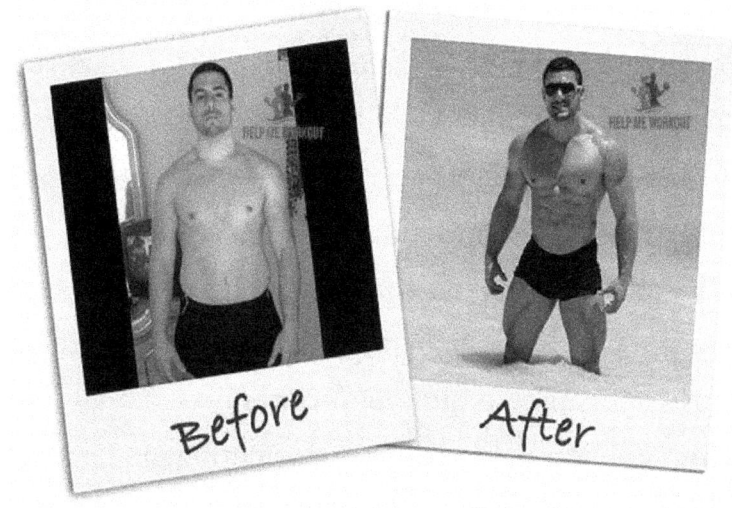

Mon nom est George Kaplo; Je suis un entraîneur personnel certifié de Montréal, Canada. Je vais commencer par dire que je ne suis pas le plus grand gars que vous ayez jamais rencontré et cela n'a jamais vraiment été mon objectif. En fait, je commencé à travailler quand j'étais plus jeune pour surmonter ma plus grande insécurité, qui était mon manque de confiance en soi. Cela était dû à ma taille de seulement 5 pieds 5 pouces (168cm), ce qui m'a découragé de tenter quoi que ce soit que je voulais réaliser dans la vie. Vous pouvez passer par des défis en ce moment, ou vous pouvez tout simplement vous mettre en forme, et je peux certainement raconter.

Pour moi personnellement, je suis toujours un peu intéressé par le monde de la santé et de remise en forme et je voulais gagner un peu de muscle en raison des nombreuses brimades dans mon adolescence sur ma taille et mon corps en surpoids. Je me suis dit que je ne pouvais rien faire de ma taille, mais je peux faire quelque chose que sur ce à quoi mon corps ressemblait. Ce fut le début de mon voyage de transformation. Je ne savais pas par où commencer, mais je me suis lancé. Je me sentais inquiet et j'avais parfois peur que d'autres personnes se moquent de ma manière de faire les exercices dans le mauvais sens. J'ai toujours souhaité d'avoir à mes côtés un ami qui serait assez bien informé pour m'aider à démarrer et « me montrer les ficelles. »

Après beaucoup de travail, d'étudier et d'innombrables essais et erreurs. Certaines personnes ont commencé à remarquer que je devenais de plus en plus en forme et comment je commençais à porter un vif intérêt pour le sujet. Cela a conduit beaucoup d'amis et de nouveaux visages à venir me voir et me demander des conseils de remise en forme. Au début, il semblait étrange que les gens me demandent de les aider à se mettre en forme. Mais ce qui m'a aidé à poursuivre,, c'est quand ils ont commencé à voir des changements dans leur propre corps et qu'ils m'ont dit que c'est la première fois qu'ils ont vu des résultats concrets! A partir de là, plus de gens ont commencé à m'approcher, et cela m'a fait prendre conscience après avoir lu tant et étudié dans ce domaine que cela m'a aidé, mais cela m'a aussi permis d'aider les autres. Je suis maintenant un entraîneur personnel entièrement certifié et j'ai formé à ce jour de nombreux clients qui ont obtenu des résultats étonnants.

Aujourd'hui, mon frère Alex Kaplo (également un entraîneur personnel certifié) et moi possédons et exploitons cette entreprise d'édition, où nous amenons des auteurs passionnés et experts à écrire sur des sujets de santé et de remise en forme. Nous organisons également un site de remise en forme en ligne « HelpMeWorkout.com » et j'aimerais me connecter avec en vous invitant à visiter le site Web à la page suivante et en vous inscrivant à notre bulletin électronique (vous pourriez même obtenir un livre gratuit).

Enfin, et non des moindres, si vous êtes dans la position que j'étais une fois et que vous voulez quelques conseils, n'hésitez pas à demander ... Je serai là pour vous aider !

Votre ami et entraîneur,

George Kaplo
Entraîneur personnel certifié

Télécharger un autre livre gratuitement

Je tiens à vous remercier d'avoir acheté ce livre et vous offre un autre livre (tout aussi long et utile que ce livre), «santé et remise en forme : les erreurs que vous faites sans la savoir », totalement gratuit.

Visitez le lien ci-dessous pour vous inscrire et le recevoir:
www.hmwpublishing.com/gift

Dans ce livre, je corrigerai les erreurs de santé et de remise en forme les plus courantes, que vous commettez probablement en ce moment, et je vais vous révéler comment vous pouvez facilement obtenir dans la meilleure forme de votre vie!

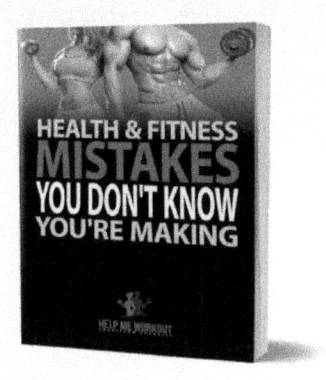

En plus de ce cadeau précieux, vous aurez aussi l'occasion d'obtenir nos nouveaux livres gratuitement, de recevoir des cadeaux, et de recevoir d'autres e-mails intéressants de ma part. Encore une fois, visitez le lien pour vous inscrire : **www.hmwpublishing.com/gift**

Droits d'auteur 2017 par HPM Publishing - Tous droits réservés.

Ce document par HPM Publishing appartenant à la société A & G Direct Inc, vise à fournir de l'information exacte et fiable en ce qui concerne le sujet et le problème couverts. La publication est vendue avec l'idée que l'éditeur n'est pas tenu de rendre compte, officiellement autorisé ou non, des services qualifiés. Si des conseils, juridiques ou professionnel, sont nécessaires, un professionnel de la profession doit être consulté.

A partir d'une déclaration de principes qui a été acceptée et approuvée tant par un comité de l'Association du Barreau américain que par un Comité des éditeurs et des associations.

En aucun cas, il n'est légal de reproduire, dupliquer ou transmettre une partie de ce document par des moyens électroniques ou en format imprimé. L'enregistrement de cette publication est strictement interdit, et toute conservation de ce document n'est pas autorisée, sauf avec la permission écrite de l'éditeur. Tous les droits sont réservés.

L'information fournie ici est indiquée pour être honnête et cohérente, que toute responsabilité, en termes de manque d'attention ou autrement, par toute utilisation ou abus de toute politique, des processus ou des directives contenues sont de la responsabilité unique et totale du lecteur destinataire. En aucun cas, aucune responsabilité légale ou blâme lieu ne peut être retenu contre l'éditeur pour une réparation, des dommages ou des pertes financières en raison des informations présentes, que ce soit directement ou indirectement.

Les informations sont présentées ici à titre d'information seulement, et sont universelles comme telles. La présentation de l'information est sans contrat ou tout autre type d'assurance de garantie.

Les marques de commerce utilisées sont sans consentement, et la publication de la marque est sans autorisation ou soutien du propriétaire de la marque. Toutes les marques de commerce et marques dans ce livre y sont seulement aux fins de clarification et sont la propriété des propriétaires eux-mêmes, non affiliés à ce document.

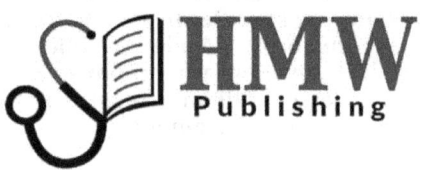

Pour d'autres livres intéressants visiter :

HMWPublishing.com

www.ingramcontent.com/pod-product-compliance
Lightning Source LLC
Chambersburg PA
CBHW071115030426
42336CB00013BA/2092